INTRODUCTION

A UN

COURS DE TOXICOLOGIE

DANS UNE ÉCOLE DE PHARMACIE

PAR

M. O. REVEIL,

AGRÉGÉ DE TOXICOLOGIE A L'ÉCOLE SUPÉRIEURE DE PHARMACIE
ET A LA FACULTÉ DE MÉDECINE, ETC.

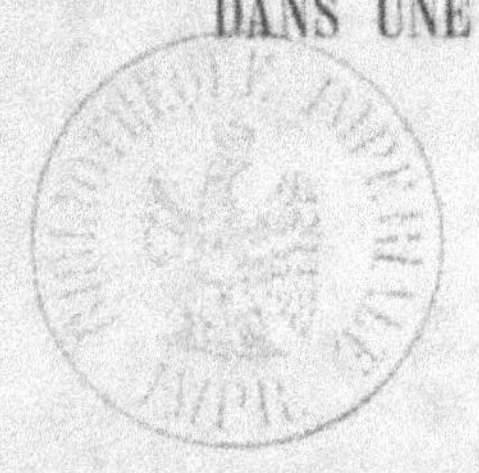

PARIS

IMPRIMERIE A. HENRY NOBLET,

Rue du Bac, 30.

1859.

INTRODUCTION

A UN

COURS DE TOXICOLOGIE

DANS UNE ÉCOLE DE PHARMACIE.

Chaque fois que nous avons eu l'honneur d'être désigné pour faire le cours de toxicologie à l'École supérieure de pharmacie, nous avons pris des conseils de M. le professeur Caventou, titulaire de cette chaire, qui le premier a fondé, en 1836, l'enseignement de la toxicologie dans cette école. Conseillé par ce savant professeur, encouragé par lui, nous avons pensé, lui et moi, qu'il était convenable, avant d'entrer en matière, c'est-à-dire avant de commencer l'étude des questions inscrites dans le programme officiel, de faire l'histoire de la toxicologie et de dire comment nous comprenions son étude dans une école de pharmacie. Cette marche nous offrira l'avantage immense de faire connaître l'importance et les progrès de cette science, en même temps que nous définirons d'une manière précise le rôle du pharmacien dans les questions de toxicologie.

Pour nous conformer aux usages, nous devrions commencer par définir la science qui doit nous occuper ; mais on sait trop bien quel est l'objet de la toxicologie, pour qu'il soit nécessaire d'insister sur ce point.

La toxicologie, comme l'indique son nom, est la science qui traite des poisons ; elle comprend l'examen de l'action qu'exercent les substances toxiques sur l'économie animale, c'est-à-dire l'étude des symptômes, des lésions qu'elles produisent, la marche à suivre pour combattre les effets qu'elles déterminent, ce que l'on pourrait appeler la thérapeutique des poisons ; enfin elle indique les méthodes qui doivent être mises en usage pour arriver à isoler et caractériser les poisons.

L'action physiologique et toxique des poisons intéresse fort peu
le pharmacien ; le traitement des empoisonnements est presque exclusivement du domaine de la médecine. Reste la recherche des
poisons, qui doit nous occuper d'une manière spéciale ; nous y join-
drons cependant l'indication des premiers secours à donner dans les
cas d'empoisonnements. Ces dernières notions ne peuvent pas être
ignorées des pharmaciens ; en effet, les accidents produits par les
poisons sont brusques, ils permettent rarement d'attendre le médecin : c'est donc au pharmacien que l'on a recours dans le plus grand
nombre des cas, parce que l'on est certain de le rencontrer plus fa-
cilement ; il faut, par conséquent, que l'on trouve chez lui les connaissances que l'on est en droit d'en attendre.

Nous avons souvent entendu dire que la toxicologie, ainsi res-
treinte, telle qu'elle doit être professée dans une école de pharmacie, n'était que la *chimie appliquée à la recherche des poisons* ; c'est
là une grave erreur que les élèves partagent. Si l'on réfléchit que
plus de la moitié des substances toxiques appartiennent au règne
organique, qu'à côté des propriétés chimiques, il arrive souvent que
l'on est obligé d'invoquer les caractères botaniques ou zoologiques ;
si, d'un autre côté, on considère que certaines questions de physiologie, telles que l'absorption des poisons, leur localisation, leur élimination, etc., interviennent à chaque instant dans les questions
d'empoisonnement, on reste convaincu que non-seulement les connaissances précises en chimie, mais aussi en histoire naturelle et en
physiologie, sont indispensables au pharmacien toxicologue.

D'un autre côté, la toxicologie proprement dite ne traite que des
poisons ; c'est donc à l'étude de ceux-ci qu'on devrait restreindre
l'enseignement dans une école de pharmacie, si on voulait s'en
tenir aux termes rigoureux du titre de la chaire ; mais c'est avec
juste raison que l'on a inscrit dans le programme des questions de
chimie ou d'histoire naturelle légales qui intéressent le pharmacien
au plus haut degré. Telles sont celles qui se rattachent aux taches
de sang, de sperme, de matière cérébrale, à celles qui sont produites
par la combustion de la poudre dans les armes à feu, aux faux en
écriture, à la connaissance des fausses monnaies, aux embaume-
ments, enfin à la législation pharmaceutique. D'ailleurs, il est incon-
testable que l'hygiéniste se trouve à chaque instant en présence
d'une question de toxicologie : comment résoudre sans elle les pro-
blèmes d'hygiène et de salubrité qui se rattachent à l'action des
substances délétères, telles que les produits de combustion, de pu-
tréfaction, les poussières métalliques, les falsifications des substances
alimentaires, leur altération, etc.? On voit que le nombre des pro-
blèmes à résoudre est considérable et qu'ils méritent toute notre
attention. Comment, par exemple, séparer l'étude de l'empoisonne-

ment par l'acide carbonique de la question d'asphyxie par l'air confiné, qui n'est qu'un véritable empoisonnement? Nous pourrions multiplier les exemples et démontrer que les pharmaciens qui sont appelés à siéger parmi les membres des conseils d'hygiène et de salubrité que le gouvernement a sagement institués dans chaque arrondissement, doivent être familiarisés avec toutes les questions qui se rattachent à l'hygiène publique ou privée.

D'après ce que nous venons de dire, on sera surpris si nous ajoutons que quelques personnes, peu au courant des progrès de la toxicologie, ont prétendu qu'elle n'existait pas comme science distincte. C'est là une opinion que nous pourrions combattre victorieusement: la toxicologie peut former un enseignement doctrinal; elle possède les connaissances relatives à l'absorption, au séjour, à l'élimination des poisons, c'est-à-dire sa *physiologie*; les moyens d'investigation, des méthodes générales de recherche pour déceler les plus petites traces de poison dans les organes, ce que l'on pourrait appeler son *étiologie*; des caractères certains pour distinguer un empoisonnement lent ou aigu de tout autre état morbide, c'est-à-dire son *diagnostic*; des données qui sont relatives aux symptômes, aux lésions, au mode d'action des poisons, au pronostic, c'est-à-dire la *pathologie des empoisonnements*; les moyens d'empêcher ou de retarder l'absorption des poisons, de faciliter leur évacuation, de les neutraliser, d'en combattre les effets, c'est-à-dire la *thérapeutique* des empoisonnements; des notions suffisantes pour permettre une *classification* des poisons. Enfin, la toxicologie possède des principes qui permettent de résoudre, sous le point de vue chimique et médical, une question d'empoisonnement, d'éclairer, sous le point de vue légal, le magistrat et les autorités administratives.

Avant de pénétrer davantage dans l'étude de la toxicologie, nous devons définir le mot poison : il y a plus d'un siècle, Mead disait : « Tous les corps que l'expérience a montrés, soit par eux-mêmes, « soit au moins par leurs propriétés les plus remarquables, tellement « contraires à la vie des animaux que pris à petite dose ils puis- « sent la détruire, sont désignés par le nom de poisons, soit qu'in- « troduits dans l'estomac par la bouche, ils soient rejetés au de- « hors; soit qu'appliqués extérieurement par une plaie, ils péné- « trent dans l'intérieur du corps (1).

Mahon (2), dans sa médecine légale, définit les poisons: « toutes « les substances qui, prises intérieurement ou appliquées de quel- « que manière que ce soit sur un corps vivant, sont capables

(1) Mead, *Examen venenorum mechanicum in varia tentamina distritum*, t. 1er, p. 4, Edente Lorry 1757, Flandin, t. 1er, p. 190.
(2) Mahon, Médecine légale, t. II, p. 259.

« d'éteindre les fonctions vitales, ou de mettre les parties solides ou
« fluides hors d'état de continuer la vie. »

Fodéré a proposé de remplacer ces définitions par la suivante qui,
comme elles, est trop longue et peu précise. Les *poisons*, dit Fodéré,
sont des substances « reconnues par les médecins comme propres à
« altérer et éteindre, dans le plus grand nombre des cas, les fonc-
« tions destinées à entretenir l'exercice de la vie, toutes ensemble
« ou séparément (1). »

Anglada appelle « poisons les substances qui, appliquées sur
« certaines surfaces des corps de l'homme et des animaux, et en
« agissant en vertu de leur nature, produisent habituellement, quoi-
« qu'à des doses faibles, des effets qui exposent la vie à de grands
« dangers, et cela sans que leur matière s'accroisse ou se pro-
« page (2). »

M. Orfila, dont l'ouvrage de toxicologie est si justement répandu,
a adopté à peu près la définition des poisons donnée en 1801 par
Plenck. D'après ces auteurs on doit « donner le nom de poison à
« toute substance qui, prise intérieurement ou appliquée de quelque
« manière que ce soit sur un corps vivant, à petite dose, détruit la
« santé ou anéantit entièrement la vie (3). »

M. Devergie a, avec juste raison, reproché deux choses à cette
définition : l'expression de *corps* s'applique à certains agents méca-
niques qui peuvent porter atteinte à la santé sans qu'ils puissent
pour cela être considérés comme poisons : tel est, par exemple, le
verre pilé ; d'un autre côté, M. Devergie trouve l'expression de
corps vivant trop vague ; et il définit ainsi les poisons : « On dé-
« signe sous le nom de poison toute substance qui, prise à l'inté-
« rieur ou appliquée à l'extérieur du corps de l'homme, et à petite
« dose, est habituellement capable d'altérer la santé ou de détruire
« la vie, sans agir mécaniquement et sans se reproduire (4). »

Nous avons déjà dit que, pour être bonne, une définition doit être
courte, et exempte de termes qui en obscurcissent le sens ; ce sont
là des conditions qui ne sont pas remplies par toutes celles que nous
venons de donner.

Un autre auteur dont les ouvrages de toxicologie sont empreints
de la plus grande sagesse et d'une exactitude rigoureuse, M. Galtier,
considère comme *poison* tout corps qui, par suite « de son action
« chimico-dynamique locale, et surtout de son absorption, peut

(1) Fodéré, Traité de médecine légale, t. III, p. 449, Paris, 1813.

(2) Anglade, Toxicologie générale, p. 19, 1835.

(3) Orfila, Toxicologie générale, t Ier, p. 1.

(4) Devergie, Médecine légale, t. III, p. 449, Paris, 1840.

« donner lieu à des désordres organiques ou fonctionnels graves ou
« mortels. »

M. Flandin, dans son remarquable *Traité des poisons*, les définit
ainsi : « Toute substance inassimilable qui, en pénétrant dans l'or-
« ganisme par voie d'absorption, produit rapidement des effets fu-
« nestes, la maladie ou la mort. »

C'est cette définition que nous adopterons, parce qu'elle a pour
point de départ une importante donnée physiologique, c'est-à-dire
que les poisons les plus énergiques peuvent être introduits dans
l'économie animale et y séjourner longtemps sans déterminer des
phénomènes généraux d'empoisonnement ; pour que l'effet soit produit, il faut que la substance toxique « ait pénétré dans le système
« artériel. » Nous laissons de côté, bien entendu, l'action que les
poisons peuvent exercer au contact; cette proposition est démontrée
par l'expérience suivante que nous devons à M. Claude Bernard :
Si on injecte dans la jugulaire d'un chien du gaz sulfhydrique en
grande quantité, mais lentement, de manière à ce que cette substance toxique soit éliminée peu à peu par le poumon, au fur et à
mesure de son introduction dans le système veineux, l'animal n'é-
prouvera aucun phénomène notable , et l'élimination du gaz sera
constatée en plaçant sur son museau un papier imprégné d'acétate
de plomb, qui sera noirci ; mais si l'on vient à injecter brusque-
ment le gaz même en petite quantité, il pénétrera dans le système
artériel par les veines pulmonaires , et à l'instant même l'animal
sera foudroyé : ceci vous explique comment il se fait que les gaz
acide carbonique et acide sulfhydrique peuvent séjourner sans inconvénient et en assez grande quantité dans le canal digestif, tandis
que ces mêmes gaz tuent rapidement lorsqu'on les respire.

Les poisons ont été connus de tous les temps et par tous les peuples ;
selon l'expression d'un savant historien (1), « la toxicologie est la
« première branche de la chimie qui ait été cultivée par les peuples
« barbares. » Mais nous savons aujourd'hui que les sciences naturelles ont largement porté leur contingent à l'édification de la toxicologie, et chose remarquable, c'est qu'en général les poisons les plus vio-
lents ont été préparés et mis en usage par des peuplades chez lesquelles la civilisation était la moins avancée ; on voit ce qui se passe
de nos jours en Amérique : n'est-ce pas dans des pays à moitié sauva-
ges que l'on prépare le *curare* , le *tanghen*, les *upas*, le *ticunas*, etc. ?
N'est-ce pas dans ces contrées que l'on empoisonne les flèches ? Or,
cette pratique est très-ancienne; les premiers historiens en font men-
tion : Homère rapporte qu'Ulysse alla demander à Illus, roi d'Éphyre,
du poison pour ses flèches, et on sait que les flèches d'Hercule,

____

(1) Sismondi.

trompées dans le fiel de l'hydre de Lerne, devinrent tellement for-
midables que le centaure Nessus, frappé par une de ces flèches,
n'eut qu'à rougir sa tunique de sang pour la rendre fatale à qui la
revêtirait. On se souvient également des herbes enchantées que
Médée remit à Jason pour endormir le monstre qui gardait la toison
d'or, et ce n'est pas là le seul exploit de cette célèbre empoison-
neuse ; Diodore de Sicile rapporte que la reine de Colchos, mère
de Médée, trouva les effets funestes de l'aconit. Circé, sœur de Médée,
était aussi célèbre que son aînée dans l'art des empoisonnements.

On trouve dans Homère comment Ulysse sut vaincre Circé et les
effets de ses breuvages au moyen d'une plante que Mercure lui
avait donnée. « Les dieux, dit le poëte, l'appellent *moly*; sa racine
est noire et sa fleur blanche comme du lait. Les mortels l'arrachent
difficilement à la terre, mais tout est facile aux dieux (1). » Il est
certain, d'après Strabon, qu'Homère a pris ses fables dans l'histoire
et qu'elles ont un fonds de vérité ; ne sait-on pas qu'un grand nombre
de plantes, notamment des solanées, produisent des hallucinations,
de véritables aliénations mentales passagères? La mandragore porte
encore de nos jours le nom d'*herbe de Circé*. L'opium, dont les Turcs
font un si fréquent usage; le hachich, que les Égyptiens emploient
pour se procurer des extases, produisent des effets qui démontrent
surabondamment que, si les récits des anciens historiens sont parfois
exagérés, ils n'en sont pas moins basés sur des faits réels et dont
l'explication est facile à donner. Nombre d'hallucinés ont cru être
changés en pourceaux comme les compagnons d'Ulysse en loup, en
chien, etc., pour avoir pris de l'opium, du hachich, du stramonium,
etc. Nous reviendrons plus tard sur le *moly* dont parle Homère,
mais il importe dès à présent d'appeler l'attention sur ce point, que
dès les premiers temps, aux époques mythologiques, l'idée de
contre-poison est née nécessairement de l'usage du *poison*.

Nous n'insisterons pas sur les autres méfaits que les traditions
poétiques attribuent à Circé, tels que les empoisonnements de
Glaucus et de Scylla ; celui de Picus, roi d'Italie, etc. Hâtons-nous
d'arriver à l'histoire dégagée de toute fiction.

Diodore de Sicile et Strabon rapportent qu'en Éthiopie les prêtres
envoyaient au roi l'ordre de mourir, et l'ordre était exécuté ; or, un
auteur très-ancien, Jambule, dont les ouvrages sont perdus, mais
qui est cité par Diodore, nous apprend que, pour se donner la mort,
les Éthiopiens se couchaient sur une espèce d'herbe qui procurait
un doux sommeil dont on ne se réveillait plus. Les Éthiopiens ont
porté leurs colonies et leurs coutumes en Égypte et en Asie.

____

(1) Odyssée, chant I, vers 217 et suivants.

D'après Homère (1), disent Théophraste et Pline, c'est des Egyptiens que les Grecs ont appris à préparer les poisons ; Moïse dans le Deutéronome, indique suffisamment qu'il connaissait le poisons.

Aristobule rapporte que, dans l'Inde, il était défendu sous peine de mort de faire connaître un poison sans indiquer l'antidote ; mais si on découvrait l'un et l'autre, on était récompensé. Strabon nous apprend que Ptolémée fut atteint par une flèche de bois durci au feu et frottée d'un poison mortel, et qu'il serait mort de sa blessure si Alexandre ne l'eût sauvé en appliquant sur la plaie le suc d'une plante dont les vertus lui avaient été révélées dans un songe, ou plutôt, comme dit Strabon, par une plante qui lui avait été indiquée par un habitant du pays.

Strabon rapporte encore que chez plusieurs peuples une loi forçait les femmes veuves à se brûler sur le bûcher de leurs maris ; cette loi avait été rendue pour arrêter les empoisonnements commis par les femmes. Diodore de Sicile ajoute que ce sacrifice n'était point exigé des épouses enceintes ou qui avaient des enfants du défunt.

De nos jours encore, le poison est le seul moyen de gouvernement du roi des Malgaches ; il suffit de devenir suspect au prince pour être soumis à l'épreuve du tanghen, poison tiré du *tanguina venenifera* ; si le poison est rejeté, l'accusé n'est point coupable ; mais, s'il est absorbé, le patient meurt dans d'affreux tourments ; mais, rejeté ou non par le vomissement, il entraîne presque infailliblement la mort ; on estime que, dans l'espace de douze ans, cette loi du tanghen a fait périr, dans les pays de l'est et du sud de Madagascar, plus de 150,000 individus sur une population de 3,000,000 d'habitants.

On trouve dans Paul Zacchias, un des auteurs de toxicologie les plus anciens, que Mithridate, combattant les Romains, empoisonnait les fontaines qui se trouvaient sur le chemin de leurs armées, moyen dont Annibal fit usage lorsqu'il faisait la guerre aux Africains (2). Buchan, dans son *Histoire de l'Écosse*, rapporte que c'est par de pareils artifices que les Écossais parvinrent à combattre victorieusement les Danois dans plusieurs batailles.

Nous n'en finirions pas si nous voulions énumérer tous les faits historiques dans lesquels le poison a été employé à l'asservissement des peuples. De nos jours encore, ne voyons-nous pas une nation placée à la tête de la civilisation par l'intelligence que ses habitants déploient dans les arts, les sciences et l'industrie, forcée par une

(1) Odyssée, chant IV.
(2) Théophraste, Histoire des plantes, liv. VI.

puissance maritime de premier ordre de recevoir dans ses ports l'opium qui décime sa population ! ! !

Pendant longtemps, il n'y a eu, relativement à l'empoisonnement, ni médecine légale, ni physiologie, ni thérapeutique ; il est vrai que l'on signale de temps en temps quelques contre-poisons sur la nature desquels nous ne savons rien de précis : tel est le *moly* dont parle Homère et qui a donné lieu à de nombreuses recherches de la part des érudits. On pense généralement que le *moly* était un végétal du genre *allium*, et on a même donné le nom d'*allium moly* à une plante qui paraît se rapprocher de la description faite par Homère ; mais il n'y a rien de certain à cet égard. Hérodote, qui nous a fait connaître un si grand nombre de plantes, ne parle point du moly ; il en est de même d'Hippocrate ; il est vrai que le père de la médecine garde un silence presque absolu sur les poisons, et dans son admirable serment, il dit : « *Je ne remettrai de poison à personne...* » Il est certain que, s'il eût connu un contre-poison, il l'eût fait connaître.

Galien, qui nous a transmis une foule de formules polypharmaques, a attribué à un grand nombre d'entre elles des propriétés antivénéneuses ; de toutes ces recettes, il nous est resté la thériaque, qui n'est plus regardée aujourd'hui comme un contre-poison.

L'origine de la toxicologie légale remonte à l'époque de Caligula et de Néron ; antérieurement, d'après Suétone et Tacite, Auguste ne fut pas étranger à l'empoisonnement de Panza, général romain ; lui-même fut empoisonné par Livie, qui introduisit du poison dans des figues, sur l'arbre même où Auguste aimait à les cueillir de sa main ; nous aurions une longue liste à faire si nous voulions faire connaître tous les empoisonnements qui sont attribués à Livie et à Tibère, son fils, ainsi qu'à Néron et Caligula, leurs successeurs ; on se rappelle, d'ailleurs, les détails de la mort de Claude et de Britannicus, que l'histoire nous a transmis, qui moururent victimes d'une des plus célèbres empoisonneuses de cette époque, nous voulons parler de Locuste, la Médée ou la Circé de ce temps.

D'après les traditions, il paraît démontré que les premiers poisons employés étaient les venins, les virus, le sang putréfié ; plus tard, et même pendant la même époque, on voit apparaître quelques poisons végétaux, notamment l'acide prussique ou quelque chose d'analogue ; il est peu question de poisons minéraux, et Nicandre, dans un poëme sur ces matières qui nous est resté, ne parle que des composés de mercure et de plomb. L'arsenic était alors inconnu.

Dioscoride, qui vivait au temps d'Auguste, ne signale que le *sandaracha* et l'*auripigmentum*, c'est-à-dire les deux sulfures d'arsenic, le rouge et le jaune, connus aujourd'hui sous les noms vulgaires de *réalgar* et *d'orpiment*. Ce n'est qu'au quatrième siècle de l'ère chrétienne que l'on trouve dans Aétius, Oribase et Paul d'Égine les indications de l'oxyde blanc d'arsenic ou acide arsénieux; il est donc probable que Locuste, qui vivait sous Néron, au premier siècle de l'ère chrétienne, ne connaissait pas les arsenicaux. L'histoire nous apprend que c'est au moyen des champignons qu'elle empoisonna Claude, et l'on peut même assurer, d'après les descriptions, que l'empoisonnement eut lieu au moyen de la fausse oronge (*amanita pseudo-aurantiaca*, Person), sur laquelle nous aurons à insister en traitant de ces intéressants cryptogames qui nous présentent, à côté des mets les plus exquis, les poisons les plus terribles; mais Locuste a pu connaître les mercuriaux et les préparations saturnines, décrites antérieurement par Nicandre et par Dioscoride, mais rien ne démontre qu'elle en fit usage, et les taches livides qui couvraient, dit-on, le corps de Britannicus, de telle sorte qu'on fut obligé de l'enduire de plâtre pour le cacher aux regards du peuple, permettent de supposer qu'un champignon vénéneux fut encore ici l'instrument du crime.

Des motifs de convenance, que l'on comprendra, nous font passer sous silence l'époque des Borgia, si tristement célèbres par leurs crimes et les empoisonnements dont ils se rendirent coupables. Contentons-nous de dire que, d'après les historiens, les poisons des Borgia étaient de nature différente. On en a mentionné deux en particulier, les cantharides et une poudre blanche nommée *cantarella*, ayant le goût du sucre, et qui agissait, tantôt rapidement, tantôt lentement. On a dit que c'était de l'arsenic mêlé à la bave ou à la salive d'un animal empoisonné ; mais il n'y a rien de précis à cet égard, si ce n'est la présence de l'arsenic dans cette poudre, qui agissait très-vite lorsqu'elle était dissoute et plus lentement lorsqu'on l'administrait en poudre.

Au commencement du quinzième siècle, un empereur de Russie, Ivan IV, acquit une triste célébrité par les empoisonnements dont il se rendit coupable; il épousa sept femmes, toutes moururent empoisonnées. En Espagne, vers la même époque, Philippe II empoisonna son frère don Juan et son ministre Escovedo. En Allemagne, la maison de Souabe ; en Angleterre, celles des Plantagenet, des Tudor, des Stuart, se souillèrent d'un grand nombre d'empoisonnements. Les premiers temps de notre monarchie ne furent pas exempts de pareils crimes ; il nous suffira de rappeler les noms de Childebert II, de Lothaire Ier, de Lothaire, fils de Louis IV d'Outremer, de Louis V, de Charles V, dit le Sage, parmi les victimes ; et ceux de Frédégonde et de Brunehaut, de Sédéchie, d'Emma, fille de Lothaire II, d'Adalbéron et de Charles le Mauvais, parmi les empoisonneurs.

Au dix-septième siècle, parut une femme qui se nommait la Tophana ; elle trafiqua de son art à Palerme d'abord, à Naples ensuite. Elle cachait son crime sous des dehors religieux; son poison se vendait sous différents noms; il est mieux connu aujourd'hui sous le nom d'*acqua Tophana*. On ne sait rien de positif sur la composition de cette eau ; comme pour la *Cantarella*, on a dit que c'était de l'arsenic mêlé à de la bave de porc, mais il n'y a rien de précis à ce sujet; mais il est certain que le nombre des victimes immolées par la Tophana fut considérable. La torture lui arracha l'aveu de ses crimes ; elle fut étranglée, mais elle laissait malheureusement des élèves dignes de son nom, notamment une association de femmes, dont le but était de faire mourir tous les maris détestés, et qui avait pour chef une vieille, *la Spara*.

Vers le milieu du dix-septième siècle, un Italien nommé Exili et un Allemand du nom de Glazer (que l'on ne confondra pas avec le chimiste de ce nom) portèrent en France plusieurs des secrets des poisons italiens; ils furent enfermés à la Bastille. Exili enseigna ses secrets au chevalier Gaudin de Sainte-Croix, amant de la marquise de Brinvilliers. Sainte-Croix, à sa sortie de prison, de complicité avec sa maîtresse, empoisonna le père, les deux frères de celle-ci et beaucoup d'autres personnes; mais Sainte-Croix ne resta pas en si beau chemin, il vendit son prétendu secret à d'autres individus, qui, à leur tour, firent de nombreuses victimes. Mais bientôt les empoisonneurs furent justement punis de leurs crimes; entre autres poisons, on trouva dans les papiers de Sainte-Croix des quantités considérables de sublimé corrosif, de l'opium, de la pierre infernale, du régule d'antimoine, etc., etc.

En 1680, on créa la *Chambre ardente* ou *Chambre des poisons*, à l'Arsenal, près de la Bastille. C'est là que comparurent deux célèbres empoisonneuses, la Voisin et la Vigoureux : un prêtre nommé Le Sage et une quarantaine d'accusés furent condamnés pour avoir vendu ou fait usage de la *poudre de succession*; c'est sous ce nom que l'on désignait le poison de la Brinvilliers, qui n'était que du sublimé corrosif. Tous ces empoisonnements successifs produisirent une vive impression ; relativement aux accusations, ils déterminèrent dans l'opinion une sorte d'effet rétroactif : on se rappela la mort si soudaine de madame Henriette d'Angleterre; on accusa le chevalier de Lorraine, qui avait, disait-on, à se venger d'un exil; on accusa Monsieur, on accusa Louis XIV ; mais toutes ces accusations n'ont pas trouvé foi devant l'histoire.

Dans le dix-neuvième siècle, on cite parmi les célèbres empoisonneuses Marguerite *Zwanziger*, qui, en Bavière, dans moins d'une année, de 1808 à 1809, tenta d'empoisonner 70 personnes, dont plusieurs moururent. Dans la ville de Brême, Marguerite *Guttfried* fit mourir plus de 40 personnes par le poison. Enfin, il y a peu d'années, à Rennes, une domestique, Hélène Jegado, fut condamnée à mort pour avoir empoisonné un très-grand nombre de personnes.

Nous n'avons pas à nous occuper ici des opinions très-diverses qui ont été émises sur le mode d'action des poisons ; ce n'est qu'en traitant de chaque substance en particulier que l'on doit faire connaître le peu que l'on sait de positif à ce sujet; nous n'insisterons pas non plus sur les lésions spéciales que l'on disait être produites par telle ou telle substance toxique : tout ce que l'on a dit sur cette question ne mérite aucune attention sérieuse; il serait plus qu'imprudent de se prononcer sur la nature d'un poison par l'examen des symptômes et des lésions. C'est tout au plus si, dans des cas particuliers et en dehors de toute complication, il sera possible de dire à quelle classe appartient la substance toxique ; nous ne connaissons à ce sujet que peu de règles absolues. Toutefois, on peut affirmer que toutes les fois que les matières vomies font effervescence sur le carreau, le poison appartient au groupe des acides ; de même que lorsqu'on trouvera dans l'estomac non putréfié des matières à réaction fortement alcaline, la substance ingérée est un alcali; mais c'est à l'analyse chimique seule qu'il appartient de dire quel est cet acide, quel est cet alcali. Il peut arriver cependant que certaines lésions ou certains symptômes soient de nature à faire naître des présomptions sérieuses ; mais la conviction ne doit être établie dans l'esprit d'un expert que par des résultats précis de l'analyse chimique. C'est ainsi que les taches jaunes produites par l'acide azotique, la coloration noire que déterminent les sels d'argent, les convulsions tétaniques amenées par la strychnine, la roideur et le coma qui sont la suite de l'administration de l'acide cyanhydrique, la dilatation des sphincters et notamment de la pupille à la suite de l'absorption de la belladone, etc., etc., sont autant de faits qui peuvent mettre un expert sur la voie, mais qui ne lui permettent pas de s'arrêter à ces simples indications.

Nous vous avons déjà dit que le pharmacien toxicologue devait posséder d'autres connaissances que celles qui lui permettront de rechercher et de caractériser une substance toxique. Il y a, en effet, une foule de circonstances dans lesquelles des notions précises de physiologie seront indispensables. À l'appui de cette opinion, il nous suffira de rappeler les principes suivants :

Les poisons, en général, exercent deux sortes d'action : l'une, locale, est due au contact; elle peut être suffisante pour produire la mort, mais alors il n'y a pas empoisonnement dans le sens précis du mot : tout se résume en une action traumatique qui aurait pu être déterminée de toute autre manière que par le poison.

La seconde action des poisons, celle que l'on pourrait appeler consécutive, est générale : elle s'exerce à distance; elle est d'autant plus grave que le poison est plus rapidement absorbé et en plus grande quantité.

L'absorption des poisons ne se fait pas avec la même rapidité par les différentes voies, mais jamais l'action ne se manifeste qu'après qu'elle a eu lieu ; elle est d'autant plus prompte que les poisons sont plus solubles, qu'ils ont moins d'action sur les produits organiques, et que les surfaces absorbantes sont plus vasculaires et plus voisines du cœur.

Dans presque tous les empoisonnements criminels, c'est par l'estomac que le poison est administré ; mais on a signalé des cas dans lesquels l'introduction avait eu lieu par le rectum, le vagin, et même par la voie pulmonaire ; il nous paraît intéressant de faire connaître les voies les plus rapides d'absorption par ordre de décroissance :

1° Absorption par la voie pulmonaire ;

2° Tissu cellulaire sous-cutané, les plaies, la peau dénudée (méthode endermique) ;

3° Par les muqueuses externes et les séreuses ;

4° Par l'intestin grêle ;

5° Par le rectum ;

6° Par l'estomac ;

7° Par la peau non dénudée (méthode énendermique).

Il ne faudrait pas croire que cette classification des voies d'absorption est absolue, diverses circonstances pouvant faire varier les conditions d'absorption.

D'après ce que nous avons dit précédemment, les substances insolubles ne seraient pas susceptibles de pénétrer dans l'économie animale lorsqu'on les applique à la surface du corps ou qu'on les introduit dans l'estomac ; mais il n'en est rien : les substances insolubles peuvent le devenir par suite de combinaisons ou de transformations qui s'opèrent au contact des divers liquides ; tels sont, par exemple, le sulfate, le phosphate, l'oxalate de plomb, etc. D'autres substances pénètrent mécaniquement et peuvent ainsi être transportées dans des lieux éloignés de leur point d'application ; mais elles cessent de pénétrer si on les ingère en poudre très-ténue ; ainsi le charbon pulvérisé s'insinue dans l'épaisseur des organes et est transporté à de grandes distances, tandis que le noir de fumée reste sur le point où on le dépose : c'est, du moins, ce qui résulte des expériences de MM. P. Bérard et Robin ; nous pouvons donc dire que l'adage des Anciens : *Corpora non agunt nisi soluta*, est plus absolu en physiologie et en toxicologie, qu'il ne l'est en chimie, où on remarque de nombreuses exceptions.

Nous savons déjà que les poisons absorbés sont transportés par les veines dans les organes, et qu'ils n'agissent qu'au moment où ils pénètrent dans le système artériel ; leur séjour est d'autant plus prolongé qu'ils forment des composés insolubles avec les divers éléments du sang ; on comprend dès lors comment il se fait que les substances toxiques séjournent plus longtemps dans les organes très-vasculaires, tels que le foie, la rate, les reins ; c'est là une indication précieuse ; elle indique au chimiste expert que c'est surtout dans ces organes qu'il devra rechercher les poisons ; elle indique encore que l'élimination est d'autant plus lente à se faire que les combinaisons insolubles formées sont plus stables.

La présence d'une petite quantité de poison, même dans les organes les plus essentiels de la vie, n'est pas incompatible avec l'état de santé : tantôt, en effet, l'élimination est continue, tantôt elle est lente ; elle a lieu plus particulièrement par les urines, mais elle peut se faire aussi par l'intestin, le lait, la salive, etc. On peut dire, en général, que l'élimination est d'autant plus rapide que l'empoisonnement est plus aigu. Ce que nous venons de dire des diverses voies d'élimination démontre que l'absence des poisons dans les urines n'est pas une preuve de leur complète élimination.

Les pharmaciens sont souvent appelés à donner les premiers secours dans les cas d'empoisonnement ; il faut donc qu'ils connaissent les principes généraux sur lesquels sont basés la prophylaxie et la thérapeutique des empoisonnements.

La prophylaxie des empoisonnements se déduit de la connaissance des circonstances dans lesquelles ils peuvent se produire. Nous n'insisterons pas sur ce point sur lequel il serait impossible de rien dire de général et de précis ; il n'en est pas de même de la thérapeutique, qui s'appuie sur quatre indications fondamentales :

1° Expulser le poison non absorbé ;

2° Neutraliser le poison non expulsé ;

3° Éliminer le poison absorbé ;

4° Combattre les effets produits par le poison.

La première indication est remplie par les vomitifs et les purgatifs. Si les vomissements ont lieu, il faut les faciliter par la titillation de la luette, l'administration des boissons tièdes, etc. Si les vomissements ne se produisent pas, on a recours à un vomitif, et en général il faut préférer l'ipécacuanha à l'émétique, qui est trop irritant. On emploie aussi avec succès les sulfates de zinc et de cuivre, comme, par exemple, dans l'empoisonnement par l'opium ; si enfin l'empoisonnement remonte à quelques heures et que l'on suppose que le poison a franchi le pylore, on administre un purgatif et mieux un émétocathartique. Enfin, dans quelques cas particuliers, et principalement lorsque les vomissements n'ont pas lieu, on doit vider l'estomac au moyen d'une pompe gastrique.

Mais il peut arriver que le poison ait été appliqué à l'extérieur :

les vomitifs et les purgatifs seront alors inutiles; on aura recours, dans ce cas, aux lotions, aux ventouses, à la cautérisation, etc.

Dans le but de neutraliser le poison non expulsé, on administre certaines substances que l'on désigne sous le nom *d'antidotes* et de *contre-poisons*. Pour mériter réellement ces noms, il faut que ces substances remplissent certaines conditions; il faut, par exemple, quelles puissent être données à forte dose sans inconvénient, et que par elles-mêmes elles ne puissent pas exercer une action délétère sur l'économie. Il faut, de plus, qu'elles agissent rapidement, et, enfin, que les diverses matières contenues habituellement dans l'estomac ne soient pas un obstacle à la neutralisation du poison.

Les anciens ont vainement cherché un contre-poison général. Nous avons déjà parlé du *moly*, que l'on a dit être une plante du genre *allium*. Quoi qu'il en soit, si nous ne connaissons pas l'antidote qui pourrait combattre les effets de tous les poisons, nous pouvons donner des indications générales dont le pharmacien tirera grand profit. C'est ainsi qu'on pourra employer la magnésie, l'eau de savon, contre les acides, le tannin pour précipiter les alcalis organiques et un grand nombre de solutions métalliques; mais pour celles-ci on a recours le plus souvent à l'albumine en dissolution dans l'eau et au sulfure de fer hydraté; mais il faudra bien se garder d'employer les sulfures alcalins, comme le voulait Navier, parce que ces composés, même en petite dose, sont capables de produire des accidents graves et la mort.

L'élimination du poison absorbé peut se faire par l'administration des diurétiques et des sudorifiques; mais ici, déjà, le rôle du pharmacien doit cesser pour faire place au médecin, auquel revient exclusivement le droit de combattre les accidents qui sont la suite de l'absorption des poisons.

Nous venons de dire que la première mission du pharmacien dans les cas d'empoisonnement était de porter les premiers secours; la seconde sera de rechercher dans diverses matières la présence du poison dont on soupçonne la présence.

Mais ici se présente une question délicate sur laquelle nous fixerons l'attention; il peut arriver qu'un pharmacien appelé pour donner les premiers soins à un malade soupçonne un empoisonnement criminel. Quelle devra être sa conduite dans cette circonstance? Il faut distinguer deux cas: ou il y a simple *soupçon*, ou il y a *certitude*. Dans le premier cas, le devoir du pharmacien est de prévenir le médecin ordinaire de la famille du malade; dans le second cas, le pharmacien devra encore faire part de sa conviction au médecin lorsqu'il le pourra, et alors, d'après la loi française, la dénonciation est le devoir du médecin; en est-il de même pour le pharmacien, sur lequel la loi est muette? Nous n'hésitons pas à répondre affirmativement ; mais il sera toujours sage et prudent pour le pharmacien de mettre sa responsabilité à couvert en s'entendant avec le médecin avant de dénoncer le crime. Mais lorsque, par diverses circonstances, cette entente sera impossible, nous n'hésitons pas à dire que les devoirs du pharmacien sont les mêmes que ceux du médecin en pareille circonstance.

En Angleterre, la loi n'est pas aussi explicite qu'en France, et nous avons vu en 1855, dans le célèbre procès Wooler, le grand juge blâmer vertement les médecins traitants : « S'ils ne soupçonnaient pas le mari de la victime, ils devaient, dit-il, s'ouvrir à lui ; sinon leur devoir était d'aller informer le magistrat. » Dans un procès récent jugé à Richmont (Angleterre), nous voyons au contraire le grand juge rendre justice aux médecins, disant qu'ils ne devaient parler qu'une fois convaincus. D'ailleurs, la véritable conduite à tenir est parfaitement exprimée par un des médecins les plus considérables de l'Angleterre et un des toxicologues les plus autorisés ; et, à notre avis, tout ce que ce savant dit des médecins s'applique parfaitement aux pharmaciens.

Il y a, dit Christison, différents degrés de soupçons. Un médecin, troublé par la nature, la marche, l'ensemble des symptômes, dans un cas donné, est tout à coup frappé de cette idée : Mais tout cela ne serait-il pas le fait du poison ? Il écarte cette idée pénible et passe outre ; voilà le premier, le plus humble degré du soupçon, le premier nuage, mais enfin le soupçon. Les choses continuent, la même idée revient à la charge. Il y a de l'arsenic au fond de ces obscurités-là, se dit-il de rechef ; mais, après tout, telle maladie ou telle combinaison d'éléments morbides peut également rendre raison des symptômes observés : chassons cette idée-là. — Il la chasse ; mais elle revient encore, ramenée et fortifiée par la marche de la maladie. Bientôt les symptômes ne parlent plus tout seuls : par le fait d'une observation quasi-involontaire, de mille petites circonstances particulières, il est forcé de s'arrêter à de petits incidents extra-médicaux qui lui laissent apercevoir dans l'ombre une main coupable, et souvent, parmi celles qui sont consacrées à venir en aide au malade, celle d'un parent, plus souvent du plus proche. Son cœur, cependant, se révolte contre l'atrocité supposée et il éloigne encore l'odieux spectre ; mais, à la fin, le soupçon vrai, réel, s'est emparé de lui et le maîtrise, hideux fantôme, songe terrible et peut-être encore vague et sans base réelle. Enfin, le nuage se dissipe, et l'analyse de chaque fait observé, médical ou moral, donne un corps à son rien : le soupçon est bien établi. C'est alors qu'il lui cherche un critérium irréfutable, qu'il veut le confirmer ou plutôt l'anéantir si faire se peut ; il examine l'urine : les doutes bientôt n'existent plus.

Dans pareille circonstance, règle générale, il convient d'éveiller

l'attention même du malade, en lui faisant part de ses doutes, et s'attacher à réaliser avec prudence toutes les mesures propres à couper court à l'administration du poison. Nous avons insisté sur ces faits pour faire voir avec quelle prudence et quelle circonspection doivent agir les médecins et les pharmaciens dans des cas analogues.

Nous touchons au point capital dans le rôle du pharmacien en toxicologie : nous voulons parler de la constatation du poison.

Règle générale, dans toute expertise légale, on doit s'attacher à isoler le corps du délit à l'état de pureté, de manière à pouvoir le caractériser chimiquement ou le reconnaître à ses caractères physique, botanique ou zoologique. On a trop souvent répété que, dans les empoisonnements par les sels métalliques, il fallait de toute nécessité isoler le métal : à cette règle il y a quelques exceptions. Ainsi, dans l'empoisonnement par les sels de baryte, de strontiane, etc., c'est en vain que l'on chercherait à isoler le *strontium* ou le *baryum*; les réactions chimiques bien caractérisées et bien observées suffiront dans ces cas pour établir la conviction de l'expert. Mais, lorsque l'un des éléments du poison est facile à isoler, comme pour les arsenicaux, les antimoniaux, les mercuriaux, les préparations plombiques, cupriques, etc., il faut de toute nécessité isoler le métal, les réactions pouvant seulement conduire à des présomptions d'empoisonnement.

Lorsqu'on veut étudier les réactions chimiques d'une substance toxique, il faut opérer sur des solutions aussi pures que possible; les substances organiques, les matières colorantes surtout troublent le plus souvent les réactions de manière à ce qu'elles ne puissent pas être reconnues. Il paraîtra peut-être oiseux que nous insistions sur ce fait, cependant des auteurs d'un grand mérite ont prétendu à tort que les réactions dans des liquides colorés étaient absolument les mêmes que dans des liqueurs incolores; c'est là une erreur qui pourrait conduire aux plus funestes résultats, et aujourd'hui tous les toxicologistes sont bien convaincus qu'en présence des matières organiques il n'y a pas de réaction caractéristique possible; aussi pouvons-nous dire que le point le plus important de la toxicologie est la destruction ou la séparation de ces matières organiques.

Pendant longtemps, dans le but de décolorer les liquides, tels que le vin, le café, etc., on a fait usage du charbon animal lavé; aujourd'hui encore ce corps peut être employé avec succès dans un très-grand nombre de cas; mais il ne faut pas oublier qu'outre les matières colorantes, le charbon animal retient aussi les sels, les alcalis organiques, etc. C'est là un point important qui a été signalé par Graham, vérifié par tous les chimistes, notamment par M. le professeur Chevallier.

Il est donc fort important de ne pas oublier, toutes les fois qu'un liquide suspect aura été décoloré par le charbon et que par l'action des réactifs on aura obtenu des résultats négatifs, de rechercher si la substance toxique n'aurait pas été retenue par le charbon.

On peut se débarrasser de la matière organique par diverses méthodes que nous diviserons de la manière suivante :

1° Séparation des matières organiques;

2° Incinération ;

3° Carbonisation ;

4° Dissolution.

Toutes les matières organiques sont détruites par la chaleur appliquée dans certaines conditions. Lorsqu'on soupçonne un empoisonnement par une substance volatile, on peut la séparer soit par distillation (acide cyanhydrique, alcool), soit en faisant passer un courant d'air qui enlève les produits volatils au liquide suspect (chloroforme, éthers, amylène). Lorsqu'on a à rechercher les matières organiques fixes (acides, alcalis organiques), on sépare les matières étrangères par des dissolutions successives dans l'eau et l'alcool, filtration après chaque dissolution ; on retient d'ailleurs les alcalis organiques fixes ou volatils en les combinant avec l'acide oxalique ou l'acide tartrique. En un mot, on suit la méthode indiquée par M. Stass, qui est basée sur les principes d'extraction des alcalis organiques des substances qui les contiennent, et qui ont été si bien décrits par MM. Pelletier et Caventou.

Les matières de vomissement ou celles contenues dans l'estomac sont formées de substances solides et liquides formant une bouillie plus ou moins épaisse dont la filtration est impossible ; il faut alors les délayer dans l'eau distillée, porter à l'ébullition, afin de coaguler les matières albumineuses et filtrées. Le liquide est alors traité par l'alcool anhydre ou par un courant de chlore, dans le but de séparer les matières organiques tenues en dissolution; le chlore ne peut pas être employé lorsqu'il s'agit d'alcalis organiques qui sont précipités ou détruits par cet agent. D'ailleurs, ce procédé de séparation des matières organiques, proposé par M. Braconnot, est presque toujours insuffisant.

S'agit-il d'un poison métallique fixe, on incinère les organes ou les matières contenues dans le canal digestif, soit au moyen de la chaleur seule, soit en ajoutant de l'acide azotique ou un azotate ; on pourrait encore faire usage d'un chlorate, mais il faudrait alors le mélanger avec un alcali ou un carbonate alcalin, afin d'empêcher la déflagration trop vive.

Rapp, le premier, a proposé l'incinération par l'azotate de potasse ; on a modifié ce procédé de diverses manières, soit en ajoutant d'abord de la potasse, soit en substituant l'azotate de chaux à celui de potasse. Mais ces procédés d'incinération présentent de graves inconvénients, sur lesquels il importe d'insister lorsqu'on traite de chaque poison en particulier; mais nous devons dire que les matières les plus fixes sont souvent entraînées mécaniquement par les gaz qui se dégagent pendant l'incinération.

MM. Danger et Flandin ont les premiers proposé la carbonisation par l'acide sulfurique à une douce température. M. le professeur Filhol ajoute un peu d'acide azotique qui facilite singulièrement la destruction des matières organiques; le charbon sulfurique restant doit être repris par l'acide azotique en petite quantité : on chauffe pour chasser l'excès de cet acide, et on fait bouillir avec de l'eau distillée. Le liquide incolore ainsi obtenu est soumis à l'action des divers réactifs.

La méthode par dissolution consiste à délayer les matières dans de l'eau et à faire passer du chlore en excès (Millon), ou bien à traiter par l'eau régale (Gaultier de Claubry, Abreu, Malaguti et Sarzeau), ou bien encore à traiter par l'acide chlorhydrique et le chlorate de potasse qui donne du chlore naissant (Fresenius et Babo). Ces solutions sont ensuite distillées en vase clos, dans le but de séparer les produits volatils, et dans les résidus calcinés ou dans les produits distillés on cherche à constater la présence de la substance toxique en employant les réactifs ordinaires. Ces méthodes devront être développées lorsqu'on traite de chaque poison en particulier.

On est d'ailleurs guidé sur le choix du procédé dont on doit faire usage par la nature du poison que l'on veut isoler : mais lorsque, comme cela arrive très-souvent, on n'a aucune indication sur la substance employée, il faut alors avoir recours à une méthode mixte de séparation et de destruction des substances organiques; c'est-à-dire qu'on traite les matières suspectes par de l'eau acidulée, par l'acide oxalique ou par l'acide tartrique ; on fait chauffer et l'on filtre, le liquide est évaporé à siccité dans le vide ou dans un courant d'air, et on reprend le résidu par l'alcool absolu ; on filtre de nouveau et on fait évaporer comme précédemment ; on recommence l'opération par l'eau et l'alcool, jusqu'à ce que le résidu sec soit à la fois soluble dans ces deux liquides; ce qui reste de chaque opération est réuni et on carbonise par l'acide sulfurique. En un mot, on opère sur les matières suspectes par les méthodes réunies de M. Stass et de MM. Danger et Flandin.

Un grand nombre de réactifs employés dans les recherches de toxicologie sont susceptibles de contenir diverses substances toxiques (arsenic, cuivre, plomb, etc.); il faut donc s'assurer préalablement de la pureté des réactifs employés; il faut de plus faire une opération à blanc, c'est-à-dire agir sur un organe ou portion d'organe non empoisonné, on prend le plus souvent pour cet usage du foie de veau, de mouton, etc.

Pendant longtemps, le rôle du pharmacien s'est borné à *récolter*, *conserver* et *préparer* les médicaments ; aujourd'hui il est indispensable qu'il possède de plus des connaissances étendues en sciences physiques et naturelles qui lui permettront d'éclairer les autorités administratives et judiciaires et de donner des conseils à l'industrie privée; ces connaissances spéciales, il ne pourra les acquérir pendant ses études que lorsqu'on les lui présentera condensées dans un cours spécial.

Il ne suffit pas d'ailleurs d'être versé dans les sciences physiques et naturelles pour être un bon expert, il faut encore avoir un jugement sûr, un cœur droit, un caractère ferme, être inaccessible à toutes les influences qui peuvent intervenir, ainsi qu'à la vaine gloire de renommée que peut donner une cause retentissante ; on doit s'attacher exclusivement à la recherche de la vérité.

Il serait bien désirable que l'on pût faire une bonne classification des poisons; un grand nombre ont été proposées, les unes basées sur l'action physiologique des poisons, d'autres sur l'analogie naturelle ou chimique; sous le rapport légal, celle-ci paraît préférable ; mais nous devons reconnaître qu'une classification basée sur les effets des poisons, bien observés, offrirait de grands avantages. Dans les écoles de pharmacie on adopte généralement la classification chimique, mais on doit aussi faire connaître la classification employée dans les ouvrages classiques, dans lesquels les poisons sont divisés en quatre classes.

1° Les poisons irritants, qui irritent, corrodent, enflamment les tissus avec lesquels on les met en contact. Dans cette classe, on trouve le chlore, le brôme, l'iode, le phosphore, les alcalis minéraux, les acides énergiques, les préparations arsenicales, antimoniales, de plomb, de cuivre, de mercure, etc. Dans le règne végétal, un grand nombre de renonculacées, d'euphorbiacées, de conifères, de liliacées, d'iridées, etc., etc.; et pour le règne animal, les cantharides et autres insectes vésicants, les moules, les poissons toxicophores, etc., etc.

2° Les narcotiques ou stupéfiants, qui stupéfient, assoupissent l'organisme, déterminent la paralysie ou l'apoplexie, des mouvements convulsifs, mais qui, dans le plus grand nombre de cas, n'*irritent* pas les parties qu'ils touchent; c'est là que l'on trouve l'opium, les alcaloïdes qu'il contient et leurs sels, la jusquiame, les divers solanum, l'if, l'acide cyanhydrique et les cyanures alcalins, le laurier-cerise, les amandes amères.

3° Les narcotico-âcres qui déterminent tout à la fois le narcotisme et l'irritation, mais cette classe est assez mal déterminée : aussi a-t-on été obligé de la diviser en plusieurs sections. Dans la première on trouve la scille, les solanées et les ombellifères vireuses, le laurier-rose, la rhue, le tanghin de Madagascar, la digitale, le colchique, la veratrine, l'iodure de cyanogène, etc., etc. La seconde section comprend la strychnine, la brucine, la noix vomique, la fausse angusture, le lupas-tieuté, le curare. Dans la troisième, on compte le lupas-anthiar, le camphre, la coque du Levant. La quatrième est composée de champignons vénéneux. La cinquième, qui devrait former à notre avis une classe distincte, sous le nom d'anesthésiques, comprend les alcools, les éthers, l'aldéhyde, le chloroforme, la benzine, etc. Dans la sixième, on comprend l'ergot de seigle, l'ivraie enivrante. Enfin, la septième est composée de l'oxyde de carbone, de l'acide carbonique, du protoxyde d'azote, du gaz de l'éclairage.

4° Les septiques, dont l'action se manifeste par une faiblesse générale, des syncopes, la liquéfaction des humeurs, sans altérer les facultés intellectuelles ; cette classe comprend le gaz sulfhydrique, les gaz des égouts et ceux des fosses d'aisances, les viandes chancies, les virus et les venins.

En dehors des poisons, on doit traiter des questions de chimie ou d'histoire naturelle légales qui intéressent vivement le pharmacien : on doit ensuite indiquer la marche à suivre pour la rédaction des rapports judiciaires et administratifs. Enfin, il nous paraît indispensable de faire connaître les principes les plus usuels de la *pharmacie légale*.

Nous savons déjà que la toxicologie peut être l'objet d'un enseignement doctrinal, et qu'elle peut constituer une science distincte ; il est vrai qu'elle emprunte ses éléments à plusieurs branches de la médecine, et on comprend qu'il y ait avantage à répartir cet enseignement dans plusieurs chaires d'une Faculté de médecine. C'est ainsi que les professeurs de chimie, d'histoire naturelle, de physiologie, d'anatomie pathologique, de pathologie interne, externe et générale, de thérapeutique, de pharmacologie, d'hygiène et de médecine légale, etc., ont à s'occuper dans leurs cours de quelques questions de toxicologie, chacun à son point de vue ; mais, dans une école de pharmacie, où aucune de ces chaires, à part la chimie et l'histoire naturelle, n'est représentée, il nous paraît indispensable que la toxicologie soit professée dans un cours distinct, et ce cours sera certainement un de ceux qui rendront les plus grands services, en ce sens qu'il n'est professé dans aucune autre école. Nous avons vu souvent des étudiants en droit assister au cours de toxicologie que nous avons professé pendant plusieurs années à l'École de pharmacie ; c'est dans ce cours et rien que dans ce cours que les élèves apprendront à connaître les principes généraux de toxicologie et de physiologie, qui s'appliquent à l'action qu'exercent les poisons sur l'économie animale. Les règles à suivre pour combattre les effets des poisons et pour constater leur présence ; les précautions à prendre pour éviter les causes si fréquentes d'erreur ; les formules à employer et la forme à donner aux divers rapports judiciaires ou administratifs ; les moyens à mettre en usage pour distinguer les taches de sang, de celles produites par la rouille et les sucs acides sur les instruments en fer, les taches de sperme dans un cas de viol, des autres taches qui peuvent être produites par les divers liquides normaux ou morbides de l'économie animale ; ils apprendront encore quel doit être le rôle du chimiste dans les questions d'identité, celui du naturaliste lorsqu'il s'agit de déterminer à quelle plante appartient une graine, un fragment de végétal ou d'animal qui auraient été trouvés dans le canal digestif ; c'est encore dans ce cours que l'on indique les premiers secours à donner pour combattre les effets du virus rabique, celui des venins des serpents, les caractères au moyen desquels on distinguera les serpents venimeux de ceux qui ne le sont pas. Enfin, les questions des fausses monnaies, des faux en écritures, des encres et des papiers de sûreté ; celles qui se rattachent à la détermination de la nature des *crasses* que l'on trouve dans les armes à feu après la combustion de la poudre, de la pyroxyline, etc., etc., devront faire l'objet d'une étude spéciale et approfondie.

Pendant fort longtemps, les divers matériaux qui constituent la toxicologie ont été épars ; c'est M. Orfila qui, le premier, les a rassemblés, et on peut dire que c'est lui qui, pour ainsi dire, a fondé cette science. C'est un mérite qu'on lui a contesté ; mais, dans un rapport remarquable sur l'empoisonnement par l'arsenic, que M. Caventou fit à l'Académie de médecine, il y a vingt ans, il démontra que c'est bien à M. Orfila que revient l'honneur d'avoir fondé la toxicologie, et on ne conserve aucun doute à ce sujet lorsqu'on lit et médite les ouvrages de l'ancien doyen de la Faculté de médecine de Paris.

La plupart des expériences de toxicologie que l'on a faites jusqu'à ce jour, l'ont été en pratiquant l'ouverture et la ligature de l'œsophage : or, il paraît démontré aujourd'hui que cette opération n'est pas exempte de dangers, et qu'elle peut déterminer des accidents graves et la mort des animaux. C'est là un fait extrêmement important au point de vue de l'action qu'exercent les poisons sur l'économie animale ; mais il ne paraît pas influer d'une façon notable sur ce que l'on sait relativement à l'absorption, la localisation, l'élimination et la recherche des poisons.

La pharmacie peut revendiquer une large part dans l'édification de la toxicologie ; pour ne citer que les professeurs de l'Ecole de pharmacie de Paris, il est certain que les travaux des Bussy, des Caventou, des Chatin, des Chevallier, des Gaultier de Claubry, des Guibourt, des Lecanu, ont étendu et précisé les connaissances que nous possédons sur cette matière.

Pour notre compte, nous nous sommes voué depuis dix ans à l'étude et à l'enseignement de cette science intéressante, et nous nous estimerons très-heureux si nous avons pu faire naître et développer chez les élèves le goût d'une étude qui leur permettra de rendre plus tard de si grands services à la société, et de bien tenir le rang que la pharmacie a su prendre, et que les élèves de la génération actuelle maintiendront, nous l'espérons, par leur instruction et leur caractère.

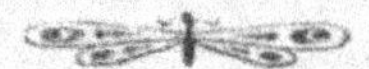

Imprimerie de A. Henry Noblet, rue du Bac, 30.